QUELQUES CONSIDÉRATIONS

SUR

LES HÉMORRHAGIES

ET LA RACHIALGIE

DANS LA DOTHIÉNENTÉRIE

PAR

Louis CATRIN,

Docteur en médecine de la Faculté de Paris,
Ancien élève de l'école du service de santé militaire de Strasbourg,
Aide-major stagiaire au Val-de-Grâce.

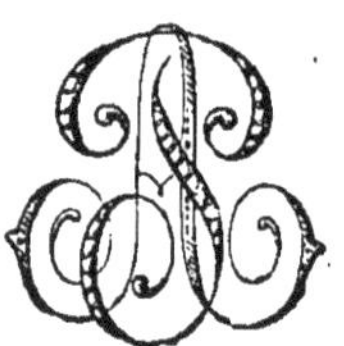

PARIS
A. PARENT, IMPRIMEUR DE LA FACULTÉ DE MÉDECINE
Rue Monsieur-le-Prince, 31.

1874

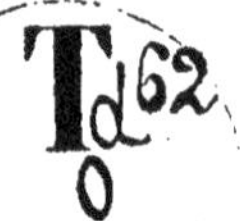

QUELQUES CONSIDÉRATIONS

SUR LES

HÉMORRHAGIES ET LA RACHIALGIE

DANS LA DOTHIÉNENTÉRIE.

QUELQUES CONSIDÉRATIONS
SUR
LES HÉMORRHAGIES
ET LA RACHIALGIE
DANS LA DOTHIÉNENTÉRIE

PAR
Louis CATRIN,
Docteur en médecine de la Faculté de Paris,
Ancien élève de l'école du service de santé militaire de Strasbourg,
Aide-major stagiaire au Val-de-Grâce.

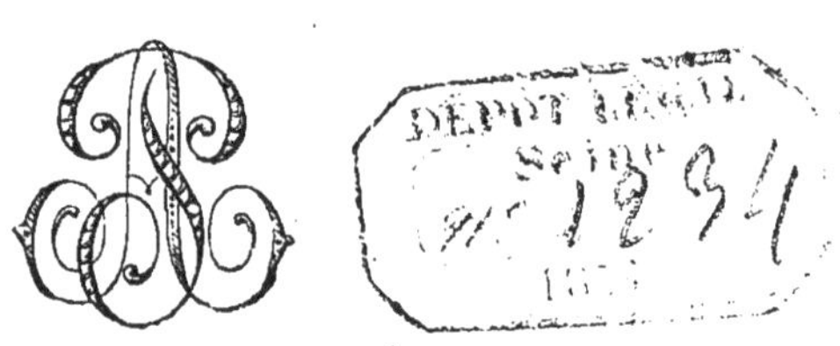

PARIS
A. PARENT, IMPRIMEUR DE LA FACULTÉ DE MÉDECINE
Rue Monsieur-le-Prince, 31.

1874

QUELQUES CONSIDÉRATIONS

SUR LES

HÉMORRHAGIES ET LA RACHIALGIE

DANS LA DOTHIÉNENTÉRIE.

INTRODUCTION

Dans une conférence faite sur une malade de son service, atteinte de fièvre typhoïde, M. le professeur Lasègue attira l'attention de ses auditeurs sur la différence entre les symptômes du début de la fièvre typhoïde et ces mêmes symptômes, se montrant dans le cours ou à la fin de cette maladie.

Plus que jamais nous fûmes frappé par ces quelques considérations de M. le professeur Lasègue sur la valeur, au point de vue du diagnostic et du pronostic, de ces divers symptômes.

Examinant les travaux publiés sur ce sujet intéressant, nous trouvâmes, en effet, de nombreuses thèses sur la comparaison entre les hémorrhagies, et surtout les entérorrhagies du début et celles de la fin de la dothiénentérie. Là s'était portée spécialement l'attention des divers auteurs; mais si l'on excepte quelques considérations sur les éruptions et le délire, nous ne trouvâmes aucun travail de ce genre sur la céphalée, le coma, la rachialgie, etc., etc.

En même temps que M. le professeur Lasègue établissait ces quelques propositions générales, il insistait sur un symptôme qu'avait présenté la malade, objet de la conférence : *la rachialgie.*

Dans les thèses et ouvrages sur les formes cérébrale ou cérébro-spinale de la typhoïde, nous avons trouvé ce symptôme noté; mais là encore il semblait exister une lacune, et l'on confondait la rachialgie du début et celle de la fin de la typhoïde.

D'où, comme pour beaucoup de symptômes, une grande divergence dans les opinions parmi les auteurs.

Hippocrate dit oui, Galien non.

Il nous a donc paru intéressant et utile de résumer rapidement les travaux sur les hémorrhagies, de faire une histoire complète de la rachialgie, et généralisant dans nos conclusions, de montrer les différences qui existent habituellement entre les symptômes du début et ceux de la fin de la fièvre typhoïde, nous plaçant surtout au point de vue du diagnostic et du pronostic.

C'est notre intention et non la valeur de notre travail, qui nous vaudra, nous l'espérons, la bienveillante indulgence de nos juges.

Des Hémorrhagies dans la typhoïde.

Quiconque a voulu écrire sur la dothiénentérie a forcément dû être effrayé devant son immense bibliographie. Sans parler des ouvrages allemands, des monographies, des innombrables comparaisons entre le typhus et la fièvre typhoïde, travaux surtout anglais, nous trouvons, en effet, plus de cent thèses présentées sur ce sujet à la Faculté de Paris, et cela en un assez court espace de temps. Toute mine s'épuise, et, après Trousseau, Grisolle, etc., il semble impossible de trouver quelque nouveauté sur cette maladie, si bien et tant de fois observée.

C'est donc plutôt une série de conclusions tirées des ouvrages de nos devanciers, plutôt que des considérations nouvelles qui sont contenues dans ce travail, et nous allons rapidement parler des hémorrhagies, avant d'aborder l'étude de la rachialgie, que nous étudierons d'une façon plus détaillée.

Les hémorrhagies, symptômes d'ailleurs fréquents dans toutes les fièvres, manquent rarement dans la typhoïde. On trouve ce symptôme surtout au début, et la question : « avez-vous saigné du nez? » est classique pour la recherche du diagnostic de l'entérite typhoïde. M. Chedevergne (thèse de Paris, 1864), qui adopte trois formes de typhoïde, range après les formes congestive et inflammatoire, une troisième, qui est la forme hémorrhagique.

Sans adopter cette division, qui a cependant une certaine justesse, nous reconnaissons l'importance de ce symptôme. Louis, sur dix-sept cas de fièvre typhoïde, trouvait dix-sept épistaxis, sur sept cas d'entérite, pas une seule épistaxis.

L'épistaxis est, en effet, l'hémorrhagie la plus fréquente au début de la maladie. Chez la femme, elle est parfois remplacée par une exagération du flux menstruel (épistaxis utérine).

Andral et Monneret voulaient voir là des symptômes de mauvais augure. D'autres attribuaient aux épistaxis un soulagement au point de vue de la céphalée. Louis et Forget tiraient un pronostic favorable, et traitaient ces hémorrhagies de *critiques;* mais nous ne voyons ici aucun des caractères des hémorrhagies critiques, car on ne trouve aucune amélioration générale (sauf la céphalée, qui parfois diminue un peu), et, en outre, ces hémorrhagies se font goutte à goutte.

Aujourd'hui, la plupart des auteurs ne tirent aucune conclusion de ce signe pour le pronostic.

Les épistaxis sont plus ou moins abondantes, parfois le tamponnement a été nécessaire; d'autres fois leur présence n'est révélée que par quelques stries sanguines dans les crachats, et, si l'examen de ceux-ci est négligé, l'épistaxis pourra passer inaperçue. Elles sont un peu moins fréquentes chez les enfants (Rilliet et Barthez).

La richesse vasculaire de la muqueuse de Schneider, la ténuité de ses capillaires, expliquent la fréquence de ces hémorrhagies qui, d'ordinaire, se font surtout à la partie inférieure des fosses nasales.

En outre, on trouve dans cette circulation locale, une prédominance remarquable du réseau veineux. Quelques-unes de ces veines vont se jeter dans le sinus coronaire, et ainsi est expliqué le soulagement que peut apporter à la céphalée une épistaxis un peu abondante (Richet, *Anatomie des régions.*)

Quant aux prétendus prodromes de l'épistaxis (céphalée, dicrotisme, rougeur, vertiges), nous croyons qu'ils dépendent bien plus de la maladie générale que de l'épistaxis elle-même.

Dans le cours de la typhoïde, à la fin, l'épistaxis peut se

montrer de nouveau. Pour certains, c'est là un mauvais signe.

Nous serons de cet avis, seulement dans le cas où les hémorrhagies sont générales, c'est-à-dire qu'en même temps on aura eu de l'entérorrhagie, de l'hématurie et surtout des pétéchies, car alors il y a non-seulement diminution mécanique du fluide nourricier, mais encore l'indice d'une atteinte, d'une infection profonde.

Mais, tandis que l'épistaxis est fréquente au début, elle est assez rare à la fin; l'entérorrhagie, au contraire, se montre relativement, souvent dans la deuxième période; elle est tout à fait exceptionnelle au début.

Ecrire ce mot entérorrhagie, c'est rappeler les nombreuses discussions qui eurent lieu, il y a quelques années : Trousseau et Graves tiraient un bon pronostic de ces entérorrhagies, que beaucoup, la plupart même des auteurs, considéraient comme de fort graves complications.

La différence entre les entérorrhagies du début et celles de la fin est démontrée victorieusement par une statistique de M. Dubuclet (thèse de Paris). Nous trouvons, en effet, dans cette thèse, que sur 23 entérorrhagies du début, il y a eu 3 morts; sur 22 de la fin, il y a eu 22 morts.

Sans nous ranger dans un parti ou dans l'autre, nous devons toutefois avouer que nous ne partageons pas complètement l'opinion de l'illustre médecin de l'Hôtel-Dieu, bien que, récemment encore, dans les salles 26 et 27 du service de M. Collin, au Val-de-Grâce, nous ayons pu constater l'issue heureuse de quatre malades atteints de fièvre typhoïde, et qui avaient présenté des entérorrhagies dans le cours de leur affection. Ce qui prouve une fois de plus que les statistiques personnelles, à moins de s'appuyer sur des chiffres considérables, sont d'un faible secours en médecine.

On a voulu faire dépendre le pronostic de l'entérorrhagie de la marche de la température. L'hémorrhagie est grave, dit-on, si la température baisse, sans beaucoup d'importance, si elle se relève. C'est aller un peu loin.

Après ces deux espèces d'hémorrhagies de beaucoup les plus fréquentes, nous trouvons les hémorrhagies pulmonaires, cérébrales, pleurales, gengivales, musculaires, les hématémèses dues au sang de l'estomac ou au reflux du sang de l'intestin, les hématuries, dont nous donnons un remarquable exemple, etc., etc.

Ces dernières hémorrhagies sont rares, d'ailleurs, dans toutes les périodes, mais surtout au début. Ce sont plutôt des complications que des symptômes.

Les causes de ces dernières sont nombreuses; M. Guinand a divisé la maladie en cinq périodes, chaque période pouvant expliquer l'hémorrhagie :

1re période : Hémorrhagie par hyperémie;
2e — — due à la congestion;
3e — — due à l'ulcération (12e jour);
4e — — due à la réparation;
5e — — due à la régression des cicatrices.

Pour certains, ces hémorrhagies étaient de simples exhalations sanguines; ce sont alors des pseudo-hémorrhagies, jamais abondantes en ces cas.

Deux opinions bien opposées : ceux qui font de la fièvre typhoïde un empoisonnement, une fièvre infectieuse, invoquent l'altération du sang; ceux qui en font (Forget) une inflammation, invoquent la pléthore.

Hayem a démontré une dégénérescence des vaisseaux, mais ces lésions sont rares.

M. Germain Sée a trouvé une friabilité plus grande des vaisseaux.

Je crois qu'on peut donner comme causes générales des hémorrhagies de la fin : l'ulcération, et nommer hémorrhagies hydro-adynamiques celles du début, faisant cependant toujours intervenir l'altération du sang.

Les hémorrhargies musculaires (thèse de M. Chaparre) ont été toujours rares à la fin, le plus souvent précédées de ruptures musculaires; elles s'accompagnent d'autres hémorrhagies, se rencontrent surtout dans les formes adynamiques, et sont d'un pronostic grave.

De la rachialgie.

La *rachialgie*, ou mieux *rhachialgie* (ῥάχις, épine du dos, et ἄλγος, douleur), est définie : « Toute douleur qui occupe un point quelconque de la colonne vertébrale » (Robin et Littré, dict.).

Dans le Traité de diagnostic de Racle, auquel un article spécial sur la rachialgie a été ajouté dernièrement, on trouve : « Douleur spontanée vertébrale. »

Sans discuter la valeur de ces définitions, nous préférons celle donnée par M. Fritz dans sa remarquable thèse (Paris, 1863) : « Par rachialgie, on entend toutes les douleurs que les malades rapportent à la colonne vertébrale ou aux parties immédiatement adjacentes, quelles que soient d'ailleurs la région et l'étendue dans lesquelles ces douleurs se font sentir. »

Cette dernière définition est plus complète et fait mieux

comprendre de combien de maladies la rachialgie pourra être le symptôme.

HISTORIQUE.

Qu'on nous permette de tracer un rapide historique de la question; c'est, d'ailleurs, l'histoire des symptômes spinaux dans la fièvre typhoïde, et nous n'avons pas cru mieux faire que de résumer en quelques lignes les travaux de M. Fritz sur ce sujet, en y ajoutant quelques notes.

En 1780, Finke citait déjà la rachialgie, mais un des premiers, Grosheim, en 1835, nota sérieusement ce symptôme, l'accompagnant, d'ailleurs, d'une fantastique description des lésions cadavériques et même des symptômes.

Forget, en 1841, parlait de la rachialgie, dans sa relation sur la forme rhumatismale de la typhoïde.

Déjà, à cette époque, quelques auteurs, Gendrin entre autres, considéraient ce symptôme comme assez important et assez fréquemment observé pour pouvoir entrer dans une description générale de la typhoïde.

En 1843, les travaux de Lombard et Fauconnet apportèrent un nouveau jour sur cette question, et déjà ils avaient décrit les principaux siéges de la rachialgie, mais, dans le monde scientifique, on considéra les travaux de ces deux observateurs comme curieux par leur rareté, mais dépourvus d'intérêt au point de vue de la pratique usuelle, et l'on alla jusqu'à nier la possibilité des lésions spinales dans la typhoïde (Compendium, 1846).

En 1852, Eisenmann distingua les troubles nerveux de la fièvre typhoïde en troubles cérébraux et spinaux.

Kœhler dit qu'il est de notion vulgaire de constater parmi les prodromes de la typhoïde, des douleurs spinales, profondes, térébrantes, avec frisson.

Les Drs Muller, Diell, Hirsch, Poulet et Bourgogne, montraient toute l'importance de ces symptômes spinaux dans les observations des épidémies de 1852, 1855, 1857 et 1859, à Calw (Wurtemberg), Cracovie, Kœnigsberg, Plancher-les-Mines et Condé (Nord).

Ces travaux attirèrent plus que jamais l'attention, et bientôt Wunderlich, à côté des formes bilieuses, catarrhales, etc., etc., de la typhoïde, n'hésitait pas à ranger les formes spinales et cérébro-spinales. Enfin, M. le professeur Gubler (*Archives générales de médecine*, 1861), Murchinson, John Reyd (*On the cerebro-spinal symptoms*, etc., *The Lancet*, 1865), Duprez (*Arch. de médecine belge*, 1869), ont, aux travaux précédents, ajouté de nouvelles et intéressantes remarques. M. Mœring, médecin de l'armée russe, a plus de deux cents autopsies sur ce sujet.

M. Jaccoud insiste sur ce symptôme, Niemeyer également, et l'on sait que M. le professeur Gubler considère comme constante la douleur sous-occipitale dans les prodromes de la fièvre typhoïde.

Nous avons trouvé deux thèses, celle de M. Forgemol (1863) et celle de M. Fritz (1863), qui nous ont été d'une grande utilité pour nos recherches.

Nous avons dû diviser cette étude en deux parties, et nous allons d'abord décrire la rachialgie du début, rachialgie prodomique, puis nous considérerons ensuite la rachialgie du cours et de la fin de la typhoïde; n'ayant pas pu, d'ailleurs, nous étendre davantage en parlant de la rachialgie dans la convalescence.

Rachialgie du début.

DESCRIPTION.

La rachialgie du début est d'ordinaire générale et peu intense, cependant elle peut présenter toutes les nuances possibles, et être aussi douloureuse que la rachialgie de la variole. « La rachialgie et la contracture sont parfois tellement douloureuses, dans la fièvre typhoïde, qu'elles ne dépassent ce degré dans aucune autre maladie. » (Chedevergne, thèse de Paris, 1864.)

Elle est parfois profonde, sourde, d'autres fois térébrante. Souvent les malades éprouvent la sensation d'un fer rouge qui traverserait tout le canal rachidien, une sorte de pyrosis, si l'on peut employer cette expression. D'autres fois les malades ont la sensation d'une corde serrant le thorax, et dont le nœud serait à la colonne vertébrale.

On a prétendu que la douleur ne siégeait pas dans les articulations, car, disait-on, les mouvements n'exagèrent pas la douleur; ceci ne serait pas une preuve bien convaincante du siége, mais, en outre, quoique en effet d'ordinaire les mouvements n'exaspèrent pas la douleur, on peut cependant voir cette douleur devenir atroce au moindre mouvement du malade (voyez notre observation). Dans ces cas, on voit le patient se condamner à une immobilité absolue, dans la crainte d'éprouver un surcroît à ces souffrances, déjà difficilement supportées à l'état de repos. Souvent, alors, cette terreur va si loin que le malade renverse sa tête en arrière, puis bientôt tout son corps, présentant ainsi l'aspect d'un individu atteint d'emprosthotonos. Les enfants rentrent, dans ces cas, leur tête dans les épaules, enfouissant leur occiput dans les oreillers, et poussant des cris plaintifs comme les jeunes rachitiques lorsqu'on s'approche d'eux pour les toucher ou les remuer.

Souvent encore le malade ne peut s'asseoir, et des contractures peuvent exister en même temps.

On a de même dit que la pression n'était pas douloureuse; souvent, au contraire, cette pression excite vivement les souffrances, et l'on voit des malades chez lesquels le décubitus dorsal est impossible, et qui éprouvent, au contact d'une couverture ou d'un drap, une angoisse que l'on peut comparer à l'hyperesthésie épigastrique ou abdominale chez certains individus atteints d'une affection organique de l'estomac ou mieux d'une péritonite.

Ce symptôme douleur s'accompagne de diverses manifestations :

Souvent avec la rachialgie coïncide une hyperesthésie spinale, qui exagère encore les craintes du malade, cette hyperesthésie peut même se généraliser; elle est cutanée ou musculaire

Quelquefois, mais plus rarement, on a constaté de l'analgésie.

La douleur s'irradie souvent; on a pu voir de véritables douleurs en ceinture (corde serrant le thorax). De même il y a des irradiations dans les membres. On sait que la plupart du temps, au début de la typhoïde, il y a une sensation de brisement dans les membres inférieurs et une faiblesse générale, une véritable courbature, mais on a pu constater, outre ces phénomènes généraux, de véritables douleurs lancinantes, pongitives, simulant la brûlure ou la contusion. On a vu des douleurs tout à fait identiques à celles de la sciatique double, et l'on a pu croire à des rhumatismes, d'où la forme dite rhumatismale.

D'autres fois, la douleur s'irradie vers les fosses iliaques, l'hypogastre, l'épigastre, etc., etc.

On pourrait discuter la cause de ces irradiations et se demander si l'on doit les rapporter à la rachialgie elle-même ou à une perversion nerveuse générale.

Le siége de la rachialgie est multiple ; d'ordinaire générale, nous avons cependant déjà dit qu'elle pouvait être localisée.

On la voit fréquemment, en effet, occuper la région cervicale ; on a même voulu faire de la céphalalgie occipitale une dépendance de la rachialgie cervicale et *vice versa*. Nous croyons que les deux opinions peuvent être également bien défendues. Toutes les vertèbres cervicales ou quelques-unes, une seule même, fréquemment l'axis ou l'atlas, peuvent être prises.

Nous retrouverons toutes ces variétés pour les régions dorsale et lombaire, et la rachialgie peut descendre jusqu'au sacrum et s'irradier suivant les rameaux nerveux qui constituent la queue de cheval.

Non-seulement la douleur pourra occuper le rachis lui-même, mais encore les gouttières latérales, et celles-ci seront douloureuses, soit spontanément, soit à la pression ; ces manifestations musculaires auront des variétés de siége aussi nombreuses que pour les vertèbres.

Il est donc bien difficile de préciser quel est, dans la typhoïde, le siége de la rachialgie, mais il ne faut pas oublier que, fréquemment, elle est générale.

Outre les irradiations, nous pouvons encore voir d'autres symptômes accompagner la rachialgie ou être sous sa dépendance.

Nous avons déjà signalé l'hyperesthésie cutanée spinale ou générale qui peut simuler la rachialgie, mais, dans ces cas, on constatera facilement qu'une forte pression, au lieu d'augmenter la douleur, la diminue. L'hyperesthésie spinale serait plus difficile à distinguer.

On voit encore la rachialgie s'accompagner de paraplégie. Trousseau, dans ses cliniques, s'exprime ainsi (p. 293, 1er vol.) : Je viens de constater l'existence d'une paraplégie, accompagnant une rachialgie, chez une malade couchée au n° 11 de la salle Saint-Bernard, laquelle devait, quelques jours après son entrée à l'hôpital, présenter tous les symptômes de la fièvre typhoïde. (Guérison en trois semaines).

Nous sommes persuadé que, souvent, ce symptôme existe chez les malades, mais est attribué à l'adynamie, à la stupeur; or, on a vu que Trousseau constatait la difficulté des mouvements des membres inférieurs, la malade étant couchée. M. le professeur Gubler a cru remarquer une sorte de préférence de la typhoïde pour frapper les membres inférieurs (*Archives de médecine*). M. le Dr Bourgogne a vu un cas de typhoïde avec rachialgie et paralysie des quatre membres, ayant débuté peu après l'invasion d'une typhoïde (épidémie de Fresnes (Nord).

Il peut arriver que la rachialgie domine, pour un moment, tous les symptômes, les accidents pectoraux, cérébraux ou même abdominaux, pouvant manquer complètement d'ailleurs. Ce sont ces cas qui ont déterminé Wunderlich à créer une forme spinale.

Bien que nous reconnaissions l'importance de ce symptôme, nous partageons complètement l'avis de M. Jaccoud lorsqu'il fait remarquer « qu'une prédominance symptomatique peut faire une variété clinique, mais qu'elle ne suffit pas pour constituer une forme morbide, » et il ajoute : pourquoi, alors, ne pas admettre un pneumo-typhus, un laryngo-typhus, un spleno-typhus.

Ne pourrait-on pas également, alors, adopter une forme buccale, un auteur ayant dernièrement fait remarquer l'importance de cet élément buccal dans la typhoïde (*Gazette des hôpitaux*).

C'est là, en effet, un grand danger, quand on ne s'attache qu'à un symptôme dans une maladie; par une tendance involontaire de l'esprit, on ne tarde pas à s'exagérer l'importance de ce symptôme, sur lequel tout entière s'est concentrée l'attention ; c'est ainsi que souvent on fait trop facilement des signes pathognomoniques. C'est là une erreur que chacun a commise, lorsque, s'approchant du lit d'un malade, on est frappé par un signe remarquable, on poursuit alors ce signe en négligeant souvent d'autres beaucoup plus importants, et recherchant, non pas un diagnostic, mais celui que l'on a fait à l'avance, lorsque l'attention a été attirée sur le signe saillant.

Quoi qu'il en soit, d'ailleurs, beaucoup d'auteurs admettent une forme spinale, Wunderlich, compliquant encore, ajoute une forme cérébro-spinale ; mais on connaît la tendance des Allemands et leur peu d'aptitude à faire de bonnes classifications.

Certains auteurs ont vu dans les typhoïdes où domine la rachialgie, une simple exagération de la forme nerveuse.

Enfin d'autres, et je serai de cet avis, faisant à juste titre observer que parmi les maladies générales, la fièvre typhoïde se faisait remarquer par son extension facile à toutes les parties de l'économie, ont considéré comme un simple symptôme les douleurs spinales dans la typhoïde, la moelle et les méninges participant dès le début au travail morbide.

IMPORTANCE AU POINT DE VUE SÉMÉIOLOGIQUE.

Loin d'admettre les exagérations de MM. Lombard et Fauconnet, qui souvent se servaient de ce signe pour compléter leur diagnostic, et tout en reconnaissant que parfois la rachialgie peut achever d'éclairer une opinion médicale, nous croyons que souvent, surtout lorsqu'elle est intense, la rachialgie obscurcit et rend incertain notre jugement sur une maladie. (Voir notre observation.)

D'autres ont nié complètement la valeur de ce symptôme; nous prendrons un juste milieu, en lui donnant une valeur secondaire. On a prétendu que la rachialgie était très-fréquente, mais que souvent on omettait de la constater.

Tout en admettant que cela peut quelquefois être vrai, nous ferons remarquer qu'assez rarement l'on trouve des malades indiquant d'eux-mêmes les douleurs vertébrales, surtout la douleur sous-occipitale. Si, au contraire, on interroge le malade sur ce point, il répond souvent par l'affirmative. Mais il faut craindre de faire parler le malade selon votre sens et non selon le sien. Il n'y a rien de si facile que de conduire les réponses d'un malade. Souvent l'individu arrive à l'hôpital fatigué, courbaturé, atteint d'une céphalalgie atroce, délirant un peu parfois (Jacquot prétend que jamais le délire ne manque au début de la typhoïde, mais qu'il est souvent très-léger). Rien de difficile comme un interrogatoire dans ces conditions, et dès qu'on prononce le mot douleur, le malade affirme presque toujours, écoutant à peine la question avant de répondre.

Touchez alors le malade, répondra-t-on, et vous le verrez vivement réagir.

Mais vous oubliez l'hyperesthésie cutanée ou musculaire, la céphalalgie, l'hébétude du malade et son humeur maussade.

Je me suis toujours attentivement tenu sur mes gardes à ce propos, depuis que j'ai vu un médecin distingué hésitant à se prononcer entre une variole et une typhoïde, se décider pour celle-ci après avoir trouvé la douleur sous-occipitale. Le lendemain, l'éruption venait montrer l'erreur du diagnostic, et le danger de ces prétendus petits signes infaillibles.

« Ne vous arrêtez jamais à un seul symptôme, pour en faire la base de votre pronostic ou de votre diagnostic. » (*Path*, *génér.*, Béhier et Hardy.)

Toutefois, comme nous l'avons dit plus haut, nous croyons ce signe très-fréquent ; M. Tardieu a trouvé, sur 44 fièvres typhoïdes, 18 cas où il existait de la rachialgie. Mais alors que la diarrhée, l'épistaxis, les taches rosées, la céphalée, etc., peuvent manquer dans une dothiénentérie, nous n'oserions affirmer que la rachialgie soit un des symptômes constants de cette maladie.

Le symptôme douleur, surtout au début de la maladie, n'est, on le sait, que d'un faible secours pour le pronostic ; « combien de maladies mordent sans aboyer, » selon le mot expressif de Trousseau.

Qui ne connaît les douleurs atroces de la colique, de la pleurodynie, affections bénignes, et les débuts insidieux de la typhlite ? de certaines pneumonies ou pleurésies? Aussi avons-nous été surpris de trouver cette opinion émise : « Les douleurs du dos, des membres ou des lombes, au début d'une maladie aiguë doivent faire craindre pour sa gravité; le contraire à la fin. »

Donc nous n'accorderons que peu de valeur à ce signe pour le diagnostic, il pourra, au besoin, militer en faveur de la fièvre typhoïde, mais à condition qu'il sera soutenu par d'autres symptômes.

Enfin, faisons remarquer que la rachialgie est un symptôme et non point une complication.

ANATOMIE PATHOLOGIQUE.

Rien de plus discuté, de plus controversé, que cette anatomie pathologique; c'est là, d'ailleurs, un point fort important de la question. Pour les uns il y a des lésions matérielles, d'autres nient complétement l'existence de ces lésions. Enfin, certains auteurs admettent une compression due à une veinosité exagérée.

Grosheim, en 1835, avait trouvé chez des individus morts de fièvre typhoïde avec rachialgie, etc., une exsudation séreuse ou gélatineuse à la partie inférieure du canal rachidien, d'autres fois un ramollissement, d'où il avait conclu que toujours la typhoïde se complique d'inflammation spinale, qui, au début, se traduit par de la faiblesse de la rachialgie, de l'anesthésie, etc., et à la fin par de la paralysie, quelquefois des évacuations involontaires, des crampes, des frissons, etc. (Fritz).

Dans la description de Grosheim, on reconnaît peu les symptômes de la typhoïde, et cela paraît aussi fantaisiste que l'anatomie pathologique.

On sait d'ailleurs quelle singulière tendance ont les

Allemands à faire accorder bon gré malgré leur anatomie avec leur physiologie ou pathologie, et je crois que c'est ici le cas de rappeler les mots de M. Vulpian à propos de M. Schrœder van der Kolk : « Méfions-nous de l'anatomie de commande. » (*Leçons sur le système nerveux*).

On peut trouver une foule de descriptions aussi variées que nombreuses des lésions, qu'on a considérées comme causes de la rachialgie et autres symptômes spinaux : congestion des méninges, consistance médullaire, augmentée ou diminuée, hyperémie ou congestion médullaire, apoplexie des méninges, dépôts sanguins dans la texture même de la moelle, cordons antérieurs ou postérieurs ramollis ou désorganisés, liquide sanieux dans le canal médullaire, suppuration de la moelle ou des méninges, plaques rouges, taches lactées, arborisation des méninges, etc., etc.

M. Fritz a plusieurs cas dans lesquels les lésions manquaient presque complètement, et il croit que c'est la règle habituelle. On peut diviser les causes d'erreur en plusieurs catégories :

1° Les morts au début de la fièvre typhoïde étant relativement assez rares, il y a peu d'autopsies à citer, et beaucoup ont rapporté à la rachialgie du début, des lésions qu'ils observaient chez un individu mort à la fin de sa typhoïde.

2° Beaucoup de maladies ont pu être confondues avec la dothiénentérie. Telle est une observation de M. Piorry, on a trouvé à l'autopsie du pus entre l'arachnoïde et la pie mère, mais les plaques de Peyer, sauf une ou deux un peu congestionnées, étaient intactes. On avait affaire, comme l'a démontré M. Fritz, à un cas de méningite, maladie qui régnait alors épidémiquement à Corbeil, où M. Piorry observa ce cas.

De même pour la forme arthritique de M. Bazin, la forme rhumatismale de M. Forget. Pour ce dernier, la ressemblance avec la douleur rhumatismale dans la rachialgie typhoïde, était dans son exagération par la pression; mais ni rougeur, ni gonflement, ni retentissement dans les autres articulations.

3° Des phénomènes cadavériques ont été pris pour des lésions vitales. On a remarqué, en effet, dans une foule d'observations, que les lésions occupaient le plus souvent la face postérieure des méninges.

On pourrait faire une classe nombreuse de ceux qui ont voulu voir à l'autopsie, non ce qu'il y avait, mais ce qu'ils devaient y avoir, ce qu'avaient fait prédire les symptômes.

Certains ont fait de la rachialgie une conséquence de l'élévation de température. (Altération de la myéline chauffée, etc.)

Pour M. Fritz, il y aurait hyperémie de la moelle ou des méninges, ou des deux.

M. Jaccoud dit n'avoir pas trouvé d'altération des centres nerveux dans la première période; cependant, il note une hyperémie légère des enveloppes et des couches superficielles de la moelle. Buth aurait constaté une augmentation d'eau dans les centres, et il y aurait là une sorte d'œdème aigu. Lindner, d'après Grosheim, a retrouvé l'exsudat gélatineux.

On a voulu faire jouer un rôle à l'élément palustre dans ces typhoïdes à formes spinales (rachialgie, etc.); mais je ne sache pas que le miasme paludéen ait une tendance à attaquer la moelle.

On a également voulu faire intervenir le typhus, je ne sais trop pourquoi. On a fait de la rachialgie cervicale, nous l'avons dit, une irradiation de la céphalalgie occipitale.

Pour Graves, la congestion serait la cause de la rachialgie; « le malade a sa céphalalgie dans le bas des reins. »

Pour d'autres, il y aurait toujours myélite. Analysant moi-même quelques cas cités par M. Forgemol, j'ai trouvé deux observations, la première et la troisième, dans lesquelles on n'a pu constater aucune lésion de la moelle ou de ses enveloppes. Si nous étudions les causes de la douleur, nous verrons qu'elle peut être due :

1° A une lésion d'organes;

2° A une action trop vive longtemps soutenue;

3° A une sympathie;

4° A un état particulier des centres ou des nerfs;

5° A une compression;

6° A un sang vicié;

7° A la congestion ou à l'anémie.

Nous avons vu que les lésions étaient rares aux autopsies. M. Gubler, tout en admettant deux classes de paralysies dans la typhoïde, les unes avec, les autres sans lésions, affirme cependant qu'au début on ne trouve, en général, aucune lésion. La deuxième cause pourra être invoquée par ceux qui attribuent la rachialgie à l'élévation de la température; mais il y a un peu d'incertitude dans cette étiologie. Une sympathie due à la lésion intestinale présente assez peu de raisons d'être. L'état inflammatoire réagirait sur les nerfs intestinaux et l'impression gagnerait la moelle par le sympathique, qui, comme C. Bernard l'a démontré, tire son origine de la moelle.

C'est un peu vague, et, en outre, on sait que les paralysies sympathiques à une entérite s'accompagnent rarement de ces douleurs spinales, et n'ont pas les douleurs constrictives thoraciques que l'on observe souvent dans la rachialgie prodromique de la typhoïde. Attribuer à une névrose, à un état particulier inconnu des centres, c'est reculer la question, ou mieux, ne pas la résoudre.

Trousseau ne s'éloignait pas de cette opinion, lorsqu'il attribuait les symptômes spinaux à un ébranlement général du système nerveux, modification fonctionnelle éprouvée par l'appareil de l'innervation sous l'influence de la maladie. Aussi admettait-il que la paraplégie et les symptômes spinaux, rachialgie, etc., étaient en rapport avec l'intensité de la typhoïde.

Ce rapport a été nié par M. Robert (Th. de Paris), et nous semble en effet peu juste et peu d'accord avec les faits cliniques.

Nous n'avons dans la rachialgie aucun des points douloureux de la névralgie.

L'anémie n'a jamais été observée dans les diverses autopsies.

Restent donc trois causes qui ont toutes une certaine influence : compression, congestion légère, sang vicié. Mais une de ces causes domine toutes les autres et par son importance et par sa fréquence, c'est la compression par un sang vicié, compression due à une veinosité exagérée.

Quant à la congestion, on peut faire remarquer qu'en général ces congestions de la typhoïde sont moins précoces que la rachialgie. Il y aurait donc plutôt stase; ce serait ici le contraire de ce qu'on voit pour le poumon, où les congestions passives existent surtout à la fin.

Le ramollissement constaté parfois existait sans doute dans des cas où le malade mourait à la fin de sa typhoïde, ou était dû à un phénomène cadavérique; car on sait combien rarement on a trouvé du pus. En résumé, comme pour la céphalalgie, le délire, les hémorrhagies du début, nous n'admettrons point de lésions matérielles pour expliquer cette rachialgie, à moins que l'on ne veuille donner ce nom à l'engorgement plus ou moins considérable des sinus veineux rachidiens.

DURÉE.

Nous avons vu que c'était dès le début de la maladie qu'apparaissait la rachialgie, puisque l'on a même prétendu que si on ne l'avait pas notée plus fréquemment, c'est qu'elle avait disparu au moment de l'entrée à l'hôpital ou lorsque le malade vient consulter.

Dès le début, donc, la moelle se ressent du travail morbide général, et la rachialgie se montre d'ordinaire durant tout le premier septenaire, pouvant coïncider avec une céphalalgie intense, ajoutant encore aux souffrances du malade.

Mais d'ordinaire, à la fin du premier septénaire, on voit s'amender les phénomènes douloureux spinaux; en même temps, la paralysie des membres inférieurs a diminué et le malade paraît presque plus fort, moins abattu qu'au début. Au contraire, la céphalée s'est souvent aggravée, et avec elle tous les symptômes cérébraux (délire, etc.)

Il est certains cas cependant où la rachialgie, loin de diminuer, va en augmentant; ce sont ces cas qu'on a qualifiés de forme spinale ou cérébro-spinale. Souvent, alors, il y aura à tenir compte de certaines idiosyncrasies, de certaines susceptibilités, du génie épidémique, de l'état antérieur des malades ; car nous trouverons plus fréquemment ces symptômes chez les gens anémiés ou épuisés, les femmes, les enfants.

Dans ces derniers cas, les symptômes spinaux, souvent vagues au début, deviennent plus nets, plus tranchés, plus caractéristiques, et la rachialgie peut alors s'accompagner, non plus d'une parésie des membres inférieurs, mais d'une véritable paralysie, qui pourra passer inaperçue, étant attribuée à la faiblesse, à l'adynamie des malades.

DIAGNOSTIC.

Reste maintenant à différencier cette rachialgie du début de celle qu'on peut trouver dans les autres maladies. Nous éliminerons immédiatement les maladies apyrétiques : le mal de Pott, le cancer du rachis ou de la moelle, les tumeurs blanches. Dans toutes ces affections, outre que la douleur est d'ordinaire plus localisée, on a des déformations qui n'exitent jamais dans la rachialgie de la typhoïde.

La chlorose, l'hystérie, seront également reconnues de suite, soit par les anamnestiques, les attaques, le facies, la température, etc. En outre, dans l'hystérie, on aura fréquemment des douleurs dans les gouttières latérales, et surtout à gauche.

Si nous examinons le rhumatisme, nous verrons, ainsi que le prouve notre observation, que l'erreur est souvent facile à commettre. En effet, certains symptômes de la typhoïde pourront manquer, la température élevée, la faiblesse du malade, souvent la céphalée et la rachialgie pourront nous induire en erreur. Toutefois, ici encore, l'anamnèse, les douleurs dans d'autres articulations, les affections cardiaques, et, enfin, la marche de la température, pourront, peut-être un peu tardivement, différencier les deux maladies.

La néphrite sera éliminée par l'examen des urines.

Les douleurs utérines s'accompagnent rarement d'un mouvement fébrile et ont des irradiations spéciales.

Dans la variole, on sait qu'au début, il est de règle qu'aux douleurs générales prodromiques s'ajoute une douleur plus vive de la région lombaire, douleur s'accompagnant de paraplégie beaucoup plus souvent que dans la typhoïde. Pour M. Trousseau, cette douleur ne serait pas musculaire, mais tiendrait à une affection de la moelle.

L'éruption fera cesser le doute; mais, en outre, la température est d'ordinaire plus élevée dans l'invasion de la variole que dans celle de la fièvre typhoïde.

On aura encore plus fréquemment la paralysie des membres inférieurs, quelquefois celle de la vessie, les convulsions etc. La constipation aura peu d'importance, car on la trouve fréquemment associée à la rachialgie, dans la fièvre typhoïde. Toutefois nous devons avouer que le diagnostic est souvent très difficile et nous avons rapporté une erreur de ce genre commise par un de nos maîtres. Quittant ces maladies générales dans lesquelles les symptômes spinaux sont probablement le résultat d'un trouble général et non point une conséquence d'une lésion médullaire, nous ne parlerons que très-rapidement du lumbago, que l'on distinguera facilement (apyrexie, étiologie, torticolis coïncident, etc.) et nous arriverons aux affections propres de la moelle.

Congestion de la moelle. — On sait que l'on a attribué la rachialgie de la typhoïde à une congestion de la moelle. Dans cette dernière affection les douleurs en ceinture seront beaucoup plus fréquentes que dans la typhoïde ; de même les fourmillements, la rétention d'urine par inertie des muscles expulseurs se verront plus souvent. La parésie des membres inférieurs est plus marquée, enfin il y a plutôt pesanteur rachidienne généralisée, que douleur localisée, et la pression, les mouvements ne sont que peu ou point douloureux.

Dans l'*anémie médullaire* on remarque une tendance aux convulsions, la pression est plus douloureuse, les extrémités sont froides, enfin malgré le caractère assez vague des symptômes de l'anémie, la fièvre qui manque le plus souvent suffira la plupart du temps pour établir le diagnostic.

Dans la *méningite spinale aigue* nous trouvons une élévation notable de la température, qui pourra être une cause d'erreur, mais on observera souvent un ralentissement très-marqué du pouls, contrastant avec les symptômes fébriles. La percussion, la pression n'augmenteront pas toujours les douleurs ; les mouvements au contraire exaspèreront les souffrances ; souvent irradiation dans les membres, douleurs en ceinture. L'exploration par le procédé de Coppland donnera aussi de vives douleurs. Enfin plus tard on aura une paralysie complète.

Dans la *myélite aigue* on aura encore de la fièvre et de la rachialgie, mais les douleurs en ceinture et les irradiations dans les membres inférieurs seront constantes. Il y aura fréquemment des abérrations de sensibilité.

Enfin contractures, spasmes, marche rapide de la paraplégie viendront compléter le diagnostic.

L'*hématorrhachis*, l'*hématomyélie* ont une douleur plus vive, un début plus brusque et nous n'y insisterons d'ailleurs pas, car ces hémorrhagies s'accompagnent rarement de fièvre et celle-ci ne s'allume, que lorsque la vie se prolonge durant quelques jours, c'est-à-dire quand la myélite aiguë vient compliquer l'accident primitif et à ce moment les paralysies sont très-marquées.

Nous ne mentionnons que pour mémoire, les névralgies pyrétiques que leurs points douloureux distingueront facilement. Reste le diagnostic entre ces formes dites spinales de la typhoïde et la méningite cérébro-spinale. M. Tourdes en 1842, a eu l'occasion dans une épidémie, à Strasbourg, de tracer les différences entre ces deux maladies : le début de la méningite cérébro-spinale est plus brusque, le délire plus bruyant ne ressemble point à ce qu'on a appelé la typhomanie, les épistaxis sont rares, les vomissements fréquents, la constipation est de règle. Enfin, caractère important, le pouls est encore ici ralenti, malgré la température élevée. Absence de sudamina etc. Donc nous voyons que le diagnostic le plus fréquent et le plus difficile sera entre la rachialgie de la variole ou de la congestion et le rhumatisme.

CAUSES.

La rachialgie du début a-t-elle son siége dans la peau les muscles, les articulations, les ligaments, les méninges, la moelle ou les nerfs.

Est-elle une névrose?

Est-elle due au sang vicié.

Est-elle sympathique?

Telles sont les diverses questions que nous avons à nous poser, questions déjà traitées dans l'anatomie pathologique, mais sur lesquelles nous avons cru utile de revenir rapidement.

Peau. Nous avons déjà dit, que la rachialgie s'accompagnait parfois d'hyperesthésie spinale ou même générale, plus rarement d'analgésie, que même cette hyperesthésie pouvait simuler la rachialgie. Dans une certaine limite, on voit donc que la peau peut contribuer, non point à donner la rachialgie, mais à l'augmenter. Cette hyperesthésie peut souvent être invoquée comme cause de la douleur à la pression sur les apophysies épineuses. Mais l'hyperesthésie est de beaucoup plus rare que la rachialgie.

Muscles. Les douleurs peuvent également siéger dans les gouttières prévertébrales. L'hyperesthésie musculaire a d'ailleurs été déjà notée par M. Fritz « l'hyperesthésie musculaire coexiste souvent avec l'hyperesthésie cutanée ». Mais ce sont encore là des faits exceptionnels et d'ordinaire les positions, les mouvements divers n'exagèrent pas la douleur.

Articulations. Les douleurs articulaires s'accompagnent de rougeur, gonflement, chaleur et l'on a jamais noté ces différents signes dans la rachialgie typhoïde, en outre les mouvements ne sont pas douloureux. Les ligaments sont peu importants à noter comme peu susceptibles d'occasionner de la douleur.

Nerfs. Pour les névralgies, absence de points douloureux. Nous avons bien noté dans l'observation que nous rapportons, une douleur à l'émergence du sciatique, mais là s'arrête toute ressemblance avec cette névralgie et l'on peut facilement éliminer cette cause. Restent donc les méninges et la moelle ; nous avons examiné plus haut les raisons qui nous faisaient rejeter ces organes comme causes de la douleur.

Attribuer la douleur au sang vicié est permis, et je ne connais pas de preuves contre cette opinion. Mais dans beaucoup de dyscrasies sanguines, ces douleurs manquent, cependant nous voyons le typhus, la variole, la chlorose, l'anémie, etc., être très-fréquemment cause de ces douleurs vagues, assez analogues à celles qu'on remarque au début de la typhoïde. Mais s'il n'y a pas de preuves contre cette opinion, il n'y en pas pour elle et c'est en somme une simple hypothèse. « C'est là d'ailleurs une des questions les plus délicates et les plus épineuses de la pathogénie, que d'attribuer les douleurs des maladies infectieuses à une sympathie ou à la viciation du sang ». (Path. génér. Béhier et Hardy.)

On a également retrouvé ces douleurs vagues dans l'empoisonnement par l'acide carbonique et l'on sait que le sang des individus atteints de fièvre typhoïde est très-chargé d'acide carbonique. La douleur sympathique, les névroses sont des refuges faciles, quand on manque de causes matérielles, mais mieux vaut invoquer l'imperfection de nos moyens d'exploration, la faiblesse de nos ressources et rejeter ces explications vagues, dont le champ se rétrécit tous les jours.

En somme, nous arriverons aux mêmes conclusions : c'est que comme la céphalée, la rachialgie a pour cause probable, la compression médullaire, causée par une veinosité exagérée des sinus rachidiens.

Peut-être pourrait-on invoquer aussi la viciation du sang.

PRONOSTIC.

Il est certain qu'au point de vue du diagnostic l'importance de la rachialgie est beaucoup plus considérable qu'au point de vue du pronostic, cependant on a vu qu'il ne fallait pas exagérer l'importance de ce signe.

« Les prodrômes et le début des maladies fournissent des signes peu certains au pronostic, surtout les symptômes locaux. » (Béhier, path. génér.)

Donc, peu d'importance au point de vue du pronostic; mais en outre, on peut se demander si la rachialgie du début prédispose à la rachialgie de la fin. Il n'en est rien. C'est d'ailleurs une loi que nous croyons commune à tous les symptômes du début de la dothiénentérie et la céphalée, les hémorrhagies, le délire, la rachialgie du début n'impliquent nullement le retour de ces mêmes symptômes dans les dernières périodes. Pas plus d'ailleurs que l'angine légère du début de la scarlatine n'annonce l'angine grave qu'on rencontre souvent à la fin de cette maladie, pas plus que la douleur de la fosse iliaque du début de la typhoïde ne peut faire prévoir la douleur due à la perforation intestinale, qu'on trouve quelquefois à la fin.

En résumé, pour le diagnostic, valeur assez importante, moins toutefois que la fièvre, les hémorrhagies, etc., pour le pronostic aucune valeur.

De la rachialgie dans le courant et à la fin de la typhoïde.

Ici, le champ des recherches s'élargit singulièrement, et faire l'histoire de cette rachialgie, ce serait décrire presque toutes les maladies de la moelle ou de ses enveloppes fibreuses et osseuses.

Ici, les formes de la rachialgie varient à l'infini; elle peut être causée par une lésion de tous les tissus situés dans cette région : peau, muscles, tendons, ligaments, articulations, méninges, moelle. Elle peut être due à une inflammation, un épanchement, une hémorrhagie; la méningite, la myélite, l'hématomyélie, etc., peuvent ici être la cause de cette rachialgie.

Là, nous pourrons trouver toutes les lésions signalées pour expliquer la rachialgie du début, et même l'exsudat gélatineux de Grosheim pourra figurer avec le ramollissement de la moelle, son augmentation de consistance, les congestions médullaires ou méningées, les apoplexies, le pus, les abcès articulaires ou périarticulaires, en un mot, tout ici peut advenir comme après toute maladie générale; en un mot, la rachialgie de la fin est non plus un symptôme de la typhoïde, mais une complication.

« Une douleur violente et intérieure, qui survient alors qu'une maladie existante est vers son déclin, est un signe fâcheux qui doit faire craindre le début d'une maladie nouvelle sur un autre point, maladie qui sera plus grave, le malade étant déjà affaibli. » (*Pathog. génér.*, Béhier et Hardy.)

Un exemple, donné par Trousseau, montrera, d'une façon irrécusable, combien peuvent être variées les causes de la rachialgie de la fin de la dothiénentérie.

« Il est un accident qui, si nous ne l'avons pas observé, peut cependant se rencontrer dans la dothiénentérie : je veux parler de l'inflammation de la moelle et de ses enveloppes, inflammation qui a pour point de départ une eschare au sacrum. Vous avez été témoins d'un fait de cette nature chez un homme dont l'observation trouve naturellement sa place ici. « A la suite d'eschares qui se « forment si souvent derrière le sacrum, on observe sou- « vent, dit le professeur Nélaton, dans ses *Eléments de « pathologie chirurgicale*, un accident des plus graves, qui « s'explique facilement par la disposition anatomique de « la région. L'extrémité inférieure du canal sacré est « bouchée par un plan fibreux étendu du sacrum au coc- « cyx; ce plan fibreux peut être compris lui-même dans « la mortification; la dure-mère et l'arachnoïde ra- « chiennes sont également perforées, la sanie putride « s'épanche dans la cavité arachnoïdienne, et l'on observe « alors tous les accidents d'une méningite rachidienne « qui ne tarde pas à amener la mort. »

Suit l'autopsie du malade de Trousseau, autopsie dans laquelle on trouva le ligament sacro-coccygien détruit, les lames vertébrales dénudées, les membranes du canal sacré réduites en un détritus de couleur verdâtre, avec impossibilité de reconnaître l'arachnoïde. Le pus remontait jusqu'à la septième vertèbre dorsale. Les enveloppes de la moelle étaient épaissies jusqu'au niveau de cette septième vertèbre. Quant à la moelle, elle était altérée, ramollie, se désagrégeant sous un filet d'eau.

« Il ne s'agit pas ici d'une dothiénentérie, ajoute Trousseau, mais vous comprenez bien qu'un accident de cette nature puisse arriver à la suite et par le fait des eschares que produit la fièvre typhoïde. » (*Clinique de Trousseau*, t. I, page 310.)

Ainsi, à propos de ces complications de la fin, qui causeront fréquemment de la rachialgie, nous voyons la chirurgie pénétrer dans le domaine de la médecine. D'ailleurs, la rachialgie de la fin sera beaucoup moins fréquente que celle du début, et, même dans les cas, heureusement rares, de paralysies consécutives à la typhoïde, on ne la trouvera que peu fréquemment; « serait-elle, d'ailleurs, notée dans ce cas, ajoute M. Robert, qu'elle n'aurait pas d'importance; car cette rachialgie n'a pas la fixité et la persistance de celle qu'on observe dans la myélite. »

Ici, beaucoup plus fréquemment que dans la rachialgie du début, la pression exagèrera la douleur; ici, les douleurs en ceinture et les irradiations douloureuses se montreront. Tandis qu'au début, il y avait plus souvent hyperesthésie, on aura plutôt ici de l'analgésie; la paraplégie vraie existera, et cette paraplégie ne diffère en rien de celle causée par la myélite; on pourra constater l'absence de la contractilité musculaire, même la paralysie électrique.

Les contractures, l'alcalinité de l'urine, invoquées par M. Leroy d'Etioles pour distinguer la paraplégie due à une myélite de la paraplégie observée à la suite des maladies graves, ne sont pas des différences. Si l'on veut faire une paralysie typhoïde, dysentérique, pourquoi ne pas faire une paralysie pneumonique ou même bronchique, puisqu'il y a en un cas dans la science.

On voit facilement par quelle série d'observations il faudrait passer, depuis l'opinion de Tissot, qui déclare : « qu'après une maladie aiguë, surtout maligne, les paralysies sont fréquentes, parce que les fibres sont trop lâches, le sang trop peu dense, l'estomac faible, les vaisseaux trop peu remplis, toutes causes prédisposant aux maux de nerfs », jusqu'à l'observation de Trousseau, d'irruption de pus dans la cavité rachidienne, pus provenant d'eschares au sacrum, en prenant pour intermédiaires toutes les inflammations aiguës ou chroniques de la moelle et de ses enveloppes séreuse, musculaire, cutanée. Toutes ces causes, en effet, peuvent engendrer la rachialgie à la fin de la typhoïde.

On a voulu se servir des accidents spinaux de la fin pour prouver qu'il y avait eu dès le début une altération dans la texture médullaire, on invoquait une espèce de latence de la maladie, latence qui cesserait d'exister au déclin de la dothiénentérie, car ajoute M. Fritz, on trouve dans cette dernière période des paraplégies, des rétentions d'urine sans cause, sans lésion, expliquant les symptômes. Cette latence paraît bien un peu singulière et en outre, pourquoi cette exaspération des symptômes spinaux, alors au contraire que tous les autres phénomènes morbides s'amendent, alors que l'élément typhique paraît chassé, éliminé de l'organisme et qu'il y a une tendance générale à la réparation.

Pour nous, nous croyons qu'il faut rapporter ces paralysies sans cause de la fin ou de la convalescence de la typhoïde à une faiblesse générale, et les nommer plutôt des parésies. C'est sans doute de ces sortes de paralysies dont parle Trousseau quand il dit qu'elles sont en rapport avec la durée de la maladie ; « car plus les symptômes ataxiques ou adynamiques auront été graves, plus il faudra de temps avant que les choses rentrent dans l'ordre. »

Et plus loin il apporte une excellente preuve, en montrant que la meilleure thérapeutique de ces affections est un régime tonique et analeptique. Donc, nous rejetterons cette idée de latence et nous considérerons ces symptômes spinaux de la fin de la typhoïde *sans lésion*, la rachialgie, entre autres, comme pouvant être une conséquence de la maladie, de sa durée et de sa malignité.

Outre la faiblesse générale invoquée pour expliquer ces paralysies, on se rappelle qu'en 1866, Zenker a démontré que dans le cours de la fièvre typhoïde les muscles pouvaient subir une dégénérescence granuleuse et cireuse; et par suite, jusqu'à résorption et remplacement de ces fibres musculaires dégénérées, on constatera une faiblesse musculaire. Au début cette dégénérescence ne peut être invoquée pour expliquer la faiblesse des malades, mais à la fin cela est permis, tout en donnant comme cause principale « l'épuisement par l'infection, les désordres nerveux, la diarrhée, l'inanition, les suppurations, la gêne de l'hématose. » D'ailleurs dans ces cas de paralysie on notera souvent l'absence de rachialgie. Nous voyons donc que la rachialgie de la fin de la typhoïde diffère complètement de celle du début et par son étiologie, et par son siége, sa durée, son anatomie pathologique.

Son importance comme diagnostic même tardif est nulle, et elle ne nous éclaire pas plus qu'une pneumonie hypostatique, une myosite, une oblitération veineuse. Elle est un élément d'une nouvelle maladie et il ne rentre pas dans notre sujet de faire l'histoire de toutes les maladies, suites ou conséquences de la fièvre typhoïde.

Mais si l'importance au point de vue du diagnostic est minime, nous allons voir que, pour le pronostic, il en est tout autrement, et, en effet, le pronostic sera toujours aggravé par le seul fait de l'apparition de la rachialgie à la fin de la maladie, car :

1° L'apparition de la rachialgie indiquera une complication, grave par elle-même, en ce sens que toutes les maladies de la moelle sont en général redoutables ; complication grave, car le malade épuisé ne pourra sans doute trouver dans son organisme assez de force vitale, assez d'énergie pour résister à ce nouvel ennemi qui vient l'assaillir.

2° Si la complication n'existe point, c'est-à-dire s'il n'y a pas une maladie locale nouvelle, l'influence sur le pronostic n'en persistera pas moins, influence mauvaise qui fera craindre pour l'avenir du malade ; car même en ces cas, l'apparition de la rachialgie indiquera que le malade est épuisé, que l'atteinte portée à son économie a été intense et qu'il faudra longtemps pour refaire un nouvel individu. La convalescence sera donc longue, difficile, le malade sera dans un état de faiblesse favorable à la receptivité d'autres maladies.

Souvent, on voit ce symptôme ne se manifester que lorsque l'individu sort du coma, coma qui a pu voiler non-seulement la douleur rachialgique, mais encore la paralysie.

Résumant donc en quelques mots ce que nous avons vu pour la rachialgie de la fin de la fièvre typhoïde, nous dirons que cette rachialgie a des causes multiples, par suite une anatomie pathologique très-variée, qu'elle est moins fréquente qu'au début, que son influence pour le diagnostic est nulle, qu'au contraire elle est considérable pour le pronostic.

Nous aurions voulu attirer l'attention sur la dyspnée qui accompagne fréquemment la rachialgie cervicale mais les observations nous manquent à ce sujet.

CONCLUSIONS.

1° Les hémorrhagies du début de la typhoïde ont une grande valeur pour le diagnostic, (surtout l'épistaxis) aucune pour le pronostic. Leur cause est une *veinosité exagérée*, peut-être aussi l'altération du sang;

2° Les hémorrhagies de la fin n'ont pas la valeur pronostique qu'on a voulu leur attribuer, dans un sens ou dans l'autre ; cependant elles aggraveraient plutôt le pronostic. Pour le diagnostic, aucune signification ;

Leurs causes sont multiples, une pourtant domine les autres : c'est l'*ulcération* ;

3° Le siége des hémorrhagies du début n'est pas habituellement le même que celui des hémorrhagies de la fin. L'épistaxis domine dans les premières périodes, l'entérorrhagie dans les dernières;

4° Des hémorrhagies du début, on ne peut tirer aucune présomption pour la possibilité des hémorrhagies de la fin;

5o La rachialgie est un symptôme fréquent au début de la typhoïde ; il peut souvent égarer le diagnostic ;

Sa cause au début est, comme pour les hémorrhagies et la plupart des symptômes de la première période (délire, céphalée, bronchite, etc.), une veinosité exagérée et peut-être aussi le sang vicié ;

6° Cette rachialgie a des siéges divers; elle ne répond d'ordinaire à aucune lésion de la texture médullaire ; elle est sans importance pour le pronostic ; elle peut s'accompagner d'autres symptômes spinaux (hyperesthésie générale ou spinale) d'ordinaire sourde, générale, diffuse ; elle peut parfois retentir dans les membres inférieurs ;

7° Sa durée est de sept à huit jours, on l'a vue cependant persister durant toute la maladie;

8° La rachialgie des dernières périodes a des causes extrêmement variées et multiples; elle aggrave le pronostic, car elle indique une complication et s'accompagne souvent de troubles redoutables;

9° La rachialgie du début ne prédispose pas à la rachialgie de la fin;

10° Tous les symptômes du début (céphalée, délire, hémorrhagies, rachialgie, bronchite, etc.) ont une cause unique : la veinosité exagérée. Les mêmes symptômes à la fin ont des causes très-variées et aggravent le pronostic, ce qu'ils ne faisaient point dans les premières périodes. Il n'y a aucune relation à établir entre ces symptômes au début et leur réapparition à la fin.

Observation. (Salle Saint-Charles, hôpital de la Pitié. Service de M. le Professeur Lasègue.)

Il se trouve en ce moment, au n° 34 de la salle Saint-Charles, une femme dont la maladie a présenté les symptômes suivants :

L'année dernière, en novembre, elle fut prise de rhumatisme assez peu douloureux au début, puisque, paraît-il, cette fille a pu continuer quelque temps son service. Vers le 13 janvier, ses douleurs devenant plus vives, elle fut obligée de laisser ses occupations et d'entrer à l'hôpital.

Là, le rhumatisme a suivi son cours normal, avec une complication, toutefois : l'endo-péricardite.

Guérie, la malade part au Vésinet, où une nouvelle poussée rhumatismale vient la forcer à faire un nouveau séjour de quinze jours à l'hôpital. Après cette nouvelle mais courte attaque, reste une trace de la maladie, c'est une lésion valvulaire de l'orifice sigmoïde : souffle au 2° temps et à la base avec propagation vers la pointe. Employée comme infirmière à l'hôpital, elle jouissait d'une santé excellente lorsque, vers la fin du mois d'octobre, elle est tout-à-coup prise d'un sentiment de malaise, difficile à définir, *avec douleurs assez vives à la région lombaire*. En même temps, courbature, inappétence complète. La langue est fébrile et la malade éprouve une soif très-vive. Néanmoins, la malade n'interrompt pas son service jusqu'au 20 octobre; mais, à ce moment, elle est obligée de prendre le lit, et on l'examine dès le lendemain.

Elle est couchée sur le dos, *n'osant faire aucun mouvement de crainte de provoquer ou d'exaspérer les douleurs lombaires*. La respiration est accélérée, le pouls très-fréquent, la température très-élevée, 40°,8. La peau est brûlante. Le faciès exprime un abattement profond, mais cependant pas de stupeur, car c'est avec une parfaite lucidité que la malade répond à toutes les questions qu'on lui pose.

De nouveau, elle se plaint de *violentes douleurs à la région sacrée, douleurs s'irradiant quelque peu à la partie postérieure du bassin et dans les cuisses*.

A l'inspection, la région douloureuse ne montre rien d'anormal; la peau n'est ni rouge ni tuméfiée, la symétrie est parfaite des deux côtés.

La palpation ne découvre ni chaleur locale exagérée, ni empâtement, ni œdème, mais la pression détérmine une violente douleur dans les articulations vertébrales et dans la sacro-iliaque, de même au point d'émergence du grand sciatique droit, sans qu'il y ait, toutefois, d'irradiation dans les membres inférieurs. L'articulation est intacte, cependant certains mouvements sont impossibles, mais c'est qu'alors l'on n'a pas eu soin de fixer le bassin, c'est donc une impuissance articulaire tout-à-fait relative.

Comme phénomènes objectifs, la malade accuse de la céphalalgie, pas de bourdonnements, pas de troubles de la vue ni de photophobie; pas de vertige.

Du côté de l'appareil digestif, anorexie complète, soif très-vive, langue blanche, mais pas de nausées ni de vomissements; pas de diarrhée, mais un peu de constipation. Ni gargouillement, ni fluxion bronchique.

Aucun phénomène nerveux, si l'on excepte la rachialgie dorso-lombaire.

Les nuits sont mauvaises, sans sommeil, mais sans délire. Urines fébriles, mais pas d'albumine.

En résumé, on a donc une rachialgie très intense sans irradiation dans les membres inférieurs, en outre, cortége fébrile des plus marqués, température élevée 40°, pouls fréquent, abattement, faiblesse, pas de stupeur, anorexie, constipation légère.

On pense à un typhus abdominal à forme rhumatismale, mais ombien de symptômes de la dothiénentérie manquaient?

N'est-ce pas plutôt une méningo-myélite spinale? Mais on n'a pas des douleurs en ceinture, les irradiations dans les membres; pas d'anesthésie, pas de convulsions, pas de fourmillements ni de sensations anormales, pas de paraplégie. Le début n'a pas été brusque.

L'absence de rougeur, d'empâtement, de fluctuation, enlève l'idée d'un abcès périarticulaire, et d'ailleurs, comment un simple abcès pourrait-il expliquer une réaction fébrile aussi intense?

On fait donc de l'expectation, et l'on administre 2 verres d'eau de sedlitz pour faire cesser la constipation.

Le lendemain, le thermomètre marque une rémission légère, 39°6. La malade est fatiguée; les évacuations ont été nombreuses, on trouve un peu de gargouillement dans la fosse iliaque droite. D'ailleurs, les douleurs lombaires n'ont point cessé.

On continue l'expectation.

Le 24, un nouvel élément de diagnostic se présente : épistaxis, peu abondante toutefois. La langue est sèche, les lèvres légèrement encroûtées. De nouveau, l'on incline vers une dothiénentérie, bien que beaucoup de symptômes manquent.

La température est toujours très-élevée, l'état de la malade n'est pas changé. Les deux jours suivants, on administre le sulfate de quinine à la dose de un gramme. On obtient, chaque fois, une détente notable de la température, qui tombe à 38°,2. Les douleurs lombaires, loin de disparaître, se sont accrues. C'est sans profit qu'on appliqua, le 26, des ventouses sèches. Dans la soirée, ventouses scarifiées; la malade éprouve quelque soulagement et paraît un peu calme, mais une hématurie violente apparaît. Avec cette hématurie, d'un rouge intense, on trouve un dépôt considérable de matière pulvérulente blanchâtre; on trouve, à l'examen microscopique, des globules sanguins en grand nombre et quelques cellules épithéliales. L'urine renferme, en outre, un peu d'albumine, des phosphates et des urates.

La malade est toujours prostrée, éprouve des accidents gastriques, des nausées, des vomissements, une soif très-vive. En même temps l'on constate un peu de catarrhe bronchique ou, plutôt, de la congestion. La malade a un peu rêvé la nuit dernière, mais, pa de délire proprement dit. Pas de stupeur ni de désordres de la vue, un peu de vertige, mais point ou très-peu de céphalalgie, un peu d'amaigrissement, la peau est brûlante, la température est 39°,2, pouls fréquent, faiblesse générale.

L'hématurie nouvelle a appelé l'attention du côté du rein. Cet organe ne serait-il pas le point de départ de la maladie? On avait eu, en effet, au début, des douleurs lombaires, une fièvre très-vive et des vomissements dans le cours de la maladie; mais au début l'on avait trouvé l'urine sans albumine, on avait, il est vrai, de la céphalée, de l'amaigrissement, de l'insomnie, mais, surtout, l'hématurie.

L'hydropisie manquait, mais on devait la craindre. On diffère encore le diagnostic et l'on se borne à un traitement palliatif. On ordonne la potion Rivière pour calmer les vomissements.

Le jour suivant, 28 octobre, nouveau symptôme, hémorrhagie intestinale; la température remonte à 40_0. Les douleurs lombaires n'ont pas disparu. La malade, sous le coup de cette triple hémorrhagie, a perdu beaucoup de ses forces; la station assise provoque le vertige, les nuits sont agitées, peu de repos.

Un peu de gargouillement dans la fosse iliaque droite, mais, en outre, quelques taches rosées sur le ventre mêlées à quelques vésicules. Un cataplasme appliqué la veille fait craindre une erreur.

Le 29, seconde hémorrhagie intestinale, mais moins abondante; état général identique. Taches marquées. La fièvre typhoïde paraît donc confirmée.

Le 30 et 31, rien ne nouveau.

Le 1er octobre, la fièvre tombe à 38°,8. Mieux sensible dans l'état de la malade, le thermomètre remonte, vers le soir, à 40°,2. Les jours suivants la température décroît le matin sans trop grande exaspération vespérale; en un mot, la chute a lieu par lysis.

Enfin, le 4 octobre, nous arrivons à la période de réparation, la température est à 37°,2, la malade reprend sa gaîté naturelle, la langue redevient bonne, la peau également. Les vertiges ont disparu, le pouls est normal. Enfin, les douleurs lombaires et la congestion bronchique ont cessé.

Les jours suivants, la maladie suit son cours sans complication nouvelle, et malgré ces hémorrhagies excessives, la malade entre rapidement en pleine convalescence. Aujourd'hui on peut la considérer comme complètement guérie, mais les douleurs lombaires n'ont pas cessé complètement, peut-être pourrait-on invoquer ici le rhumatisme antérieur comme ayant eu une certaine influence.

Mais la marche de la température, la céphalalgie, l'épistaxis, les troubles gastriques, la rachialgie, l'entérorrhagie, les taches roses tout nous porte à diagnostiquer fièvre typhoïde.

Paris. A. Parent imprimeur de la Faculté de Médecine, rue M.-le-Prince.

www.ingramcontent.com/pod-product-compliance
Ingram Content Group UK Ltd.
Pitfield, Milton Keynes, MK11 3LW, UK
UKHW021126230726
13926UKWH00002B/649

9 782013 704441